BEI GRIN MACHT SICH IHR WISSEN BEZAHLT

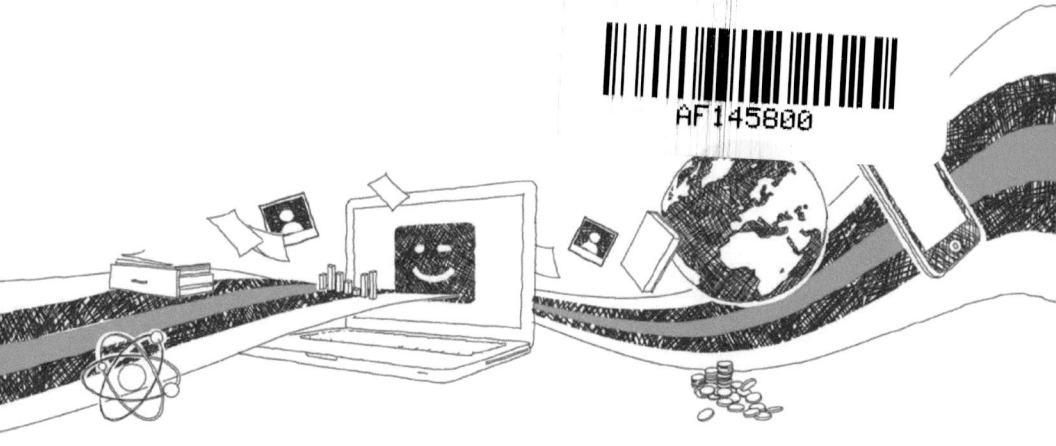

- Wir veröffentlichen Ihre Hausarbeit,
  Bachelor- und Masterarbeit

- Ihr eigenes eBook und Buch -
  weltweit in allen wichtigen Shops

- Verdienen Sie an jedem Verkauf

Jetzt bei www.GRIN.com hochladen und kostenlos publizieren

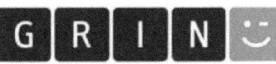

Bibliografische Information der Deutschen Nationalbibliothek:

Die Deutsche Bibliothek verzeichnet diese Publikation in der Deutschen National-
bibliografie; detaillierte bibliografische Daten sind im Internet über http://dnb.d-
nb.de/ abrufbar.

Impressum:

Copyright © 2018 GRIN Verlag
Druck und Bindung: Books on Demand GmbH, Norderstedt Germany
ISBN: 9783668710351

Dieses Buch bei GRIN:

https://www.grin.com/document/426712

Volker Julius

Triple Aim der integrierten Versorgung "Gesundes Kinzigtal"

GRIN Verlag

Projektarbeit

Triple Aim der integrierten Versorgung
„Gesundes Kinzigtal"

Volker Julius

Modul: Managed Care

Abgabedatum: 02.05.2018

Inhaltsverzeichnis

Abbildungsverzeichnis

Tabellenverzeichnis

Abkürzungsverzeichnis

AOK - Allgemeine Ortskrankenkasse

DMP - Disease Management Programm

LKK - Landwirtschaftliche Krankenkasse

MQNK - Medizinische Qualitätsnetz – Ärzteinitiative Kinzigtal e. V.

SVLFG - Sozialversicherung für Landwirtschaft, Forsten und Gartenbau

1 Einleitung

In der aktuellen Diskussion über die Zukunft im Gesundheitswesen werden diverse Ansätze verfolgt. So sollen sowohl Kosten, als auch Qualität gesteigert werden, um das Gesundheitssystem in Deutschland zukunftsfähig aufzustellen. Es sollen Effizienzgewinne, durch eine Streichung von Zuschüssen zur Notfallversorgung in bis zu 628 Krankenhäuser, generiert werden (KMA online, 2018) oder eine verstärkte Regulierung des Staates für positive Änderungen sorgen (Mihm, 2018). Ein anderer Ansatz verfolgt das populationsbezogene Konzept der integrierten Versorgung im Kinzigtal. Durch eine Netzwerkbildung und Schaffung von gemeinsamen Interessen der Kinzigtaler Akteure im Gesundheitswesen sollen so die oben beschriebenen Probleme angegangen und gleichzeitig die Patientenzufriedenheit und damit ggf. die Compliance gesteigert werden (Hildebrandt, 2017). Ob diese drei Probleme durch das Konzept der integrierten Versorgung im Kinzigtal gelöst werden können und somit die selbstgesteckten Ziele der verantwortlichen Gesellschaft „Gesundes Kinzigtal GmbH" erreicht werden, ist Thema dieser Arbeit. Demnach wird folgender Forschungsfrage nachgegangen: Dient das integrierte Versorgungskonzept „Gesundes Kinzigtal" zur Verbesserung der Salutogenese und Patientenzufriedenheit, sowie zu einer Steigerung der Wirtschaftlichkeit?

Um die gestellte Forschungsfrage zu beantworten soll hierzu zunächst ein kurzer Überblick über die Strukturen, Prozesse und Besonderheiten des Gebietes und der Organisation „Gesundes Kinzigtal GmbH" gegeben werden, bevor das tradierte Versorgungssystem im Vergleich zum Kinzigtaler Konzept dargestellt wird. Nachfolgend werden die drei Kernziele der Organisation, das Triple Aim, und die davon ausgehenden Maßnahmen näher beschrieben. Dem folgend sollen die Auswirkungen und Folgen der Implementierung des Versorgungskonzeptes „Gesundes Kinzigtal" auf die Salutogenese und Patientenzufriedenheit der Populationsgruppe, als auch auf die Wirtschaftlichkeit des Gesundheitswesens im Kinzigtal dargestellt werden, bevor ein Fazit, bezogen auf die Forschungsfrage, gezogen wird.

2 Gesundes Kinzigtal

Im Einzugsgebiet des Versorgungsnetzwerks „Gesundes Kinzigtal" leben ca. 70000 Menschen, hiervon sind ca 33000 Personen bei der Allgemeinen Ortskrankenkasse (AOK) Baden-Württemberg oder der Sozialversicherung für Landwirtschaft, Forsten und Gartenbau (SVLFG), früher Landwirtschaftliche Krankenkasse (LKK) Baden-Württemberg, versichert (EKIV, o. J.). Das Versorgungsgebiet liegt im Südbadischen Kinzigtal und ist eindeutig durch Postleitzahlen abgegrenzt (Hildebrandt, 2017). Der dunkelgrüne Bereich in nachfolgender Abbildung zeigt dieses Gebiet zur geographischen Einordnung.

Abbildung 1: Geografische Einordnung Gesundes Kinzigtal

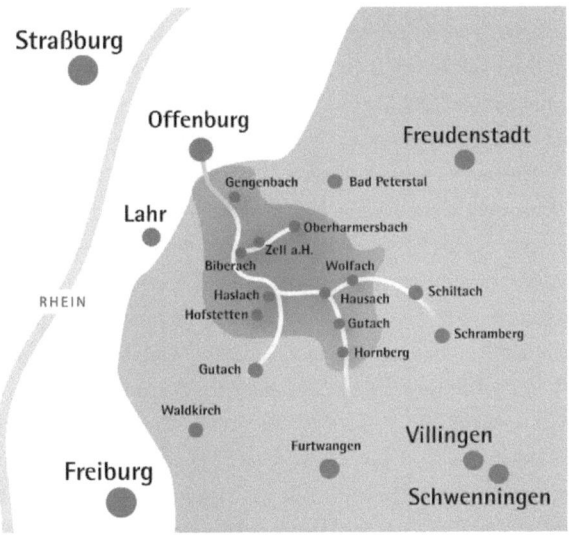

(Quelle: EKIV, o. J., S. 1)

Im Versorgungsnetz Gesundes Kinzigtal sind, Stand 31.12.2016, 9726 Mitglieder und 950 Freunde eingeschrieben. Diese gliedern sich zu 55 % in Männer und 45 % in Frauen. Mitglied kann werden, wer im Versorgungsgebiet wohnt und entweder der AOK Baden-Württemberg oder der SVLFG angehört. Alle anders versicherten Personen können Freunde des Netzwerks werden (Hildebrandt, 2017). Das Konzept der integrierten Versorgung im Kinzigtal ist eines der wenigen populationsbezogenen Modelle in Deutschland. Die Mehrzahl der anderen Konzepte konzentriert sich auf medizinische Indikationen und nicht auf die Gesundheitsentwicklung der Bewohner eines Gebietes (Hölzel, Vollmer, Kriston, Siegel & Härter, 2012).

Die Mitgliedschaft für Versicherte ist kostenlos und die meisten Gesundheits- und Versorgungsprogramme stehen diesen kostenfrei oder gegen geringe Zuzahlung zur Verfügung. Ebenso werden klassische Disease Management Programme (DMP) für Versicherte bereitgestellt. Neben einem Gesundheitscheck für neue Mitglieder mit einem Gesundheitsrisiko, erhalten alle neu angemeldeten Personen einen Nudge zur Gesunderhaltung in Form eines einmaligen Zuschusses zum Jahresbeitrag bei einem teilnehmenden Sportverein (Hildebrandt, 2017).

5

2.1 Gesundes Kinzigtal GmbH

Eine Gesundheitsversorgung soll nicht durch Grenzen von Praxistüren determiniert werden. Somit versteht sich die, im Jahr 2006 gegründete, „Gesundes Kinzigtal GmbH" als Netzwerker für unterschiedliche Leistungserbringer im und um das Gesundheitswesen im Kinzigtal. Hierzu zählen neben den Hausärztinnen und Hausärzten und Fachärztinnen und Fachärzten auch z. B. Pflegedienst, Rehabilitationssport und Physio- und Psychotherapie. Hierdurch ist es jedem Player möglich einen Beitrag sowohl zur Steigerung der Salutogenese, als auch zur Bekämpfung der Pathogenese der teilnehmenden Mitglieder zu leisten. Weiterhin sind auch Vereine und Organisationen, welche nicht klassisch in der Gesundheitsbranche verortet sind, Teil dieses Netzwerkes. Somit werden sportliche Aktivitäten ebenso unterstützt, wie weitere, für die Gesunderhaltung der Kinzigtaler und Kinzigtalerinnen förderliche, Aktivitäten und Maßnahmen (Hildebrandt, 2017). Von den im Versorgungsgebiet niedergelassenen Ärztinnen und Ärzten und Psychotherapeutinnen und Psychotherapeuten sind ca. 60 % Leistungspartner von „Gesundes Kinzigtal" und haben sich im „Medizinischen Qualitätsnetz – Ärzteinitiative Kinzigtal e. V." (MQNK) organisiert (Busse, Schreyögg & Stargardt, 2017). Das MQNK ist zu zwei Dritteln Gesellschafter der „Gesundes Kinzigtal GmbH" und zu einem Drittel ist die OptiMedis AG aus Hamburg vertreten. Die OptiMedis AG führt in Person von Dr. h. c. Helmut Hildebrandt die Geschäfte der „Gesundes Kinzigtal GmbH" (Hildebrandt, 2017).

Dieses Konzept der integrierten Versorgung fußt auf Paragraph 140a ff im Sozialgesetzbuch V und auf dieser Grundlage wurden, die mittlerweile, unbefristeten Verträge mit den Krankenkassen AOK Baden-Württemberg und SVLFG geschlossen. Eine projektbezogene Zusammenarbeit findet zudem mit der Barmer Ersatzkasse und der Techniker Krankenkasse statt. Nach einer Anschubfinanzierung der beiden erstgenannten Krankenkassen in Höhe von 4,5 Millionen Euro, die zum Aufbau der Strukturen und Qualitätssicherung genutzt wurden, finanziert sich das Unternehmen durch den Erfolg der teilnehmenden Krankenkassen. Erzielen die teilnehmenden Krankenkassen, durch eine verbesserte Salutogenese und niedrigeren Krankheitskosten (z. B. weniger Krankenhausbehandlungen, niedrigere Arzneimittelkosten usw.), Gewinne, werden diese z. T. an die „Gesundes Kinzigtal GmbH" im Nachgang ausgezahlt. Weitere Einnahmen werden durch Drittmittel und Projektmittel der Europäischen Union und von Bundesministerien für z. B. Forschungsprojekte und Kurs- und Teilnahmegebühren für Workshops und Dienstleistungen generiert (Hildebrandt, 2017).

Um eine möglichst effektive Gesunderhaltung und Therapie der Kinzigtaler und Kinzigtalerinnen zu ermöglichen wurde das bestehende System der Versorgungsabläufe,

Informationsweitergabe und Vernetzung der Leistungserbringer neu strukturiert und reorganisiert. Es lassen sich sieben Kernänderungen beschreiben, die durch die „Gesundes Kinzigtal GmbH" umgesetzt wurden. Die Behandlung von chronisch Kranken wurde, statt, nur symptombezogen zu intervenieren, mehr an eine ganzheitliche Versorgung ausgerichtet. Weiterhin wird die Subsidiarität der Beteiligten durch Anleitung zur Selbsthilfe gestärkt, um nachhaltige positive gesundheitliche Effekte zu erzielen. Ebenso wird der Patient oder die Patientin auf Augenhöhe mit in die Entwicklung einer maximalen Salutogenese eingebunden. Es wurde eine zentrale Patientenakte eingeführt und die entsprechenden Leistungserbringer digital vernetzt. Darüber hinaus wurden Schnittstellenprobleme und Sektorübergangsprobleme durch eine Vernetzung und Kommunikationszusammenführung beseitigt. In gemeinsamen Fallkonferenzen und Qualitätszirkeln werden so sektorübergreifende Behandlungspfade und gemeinsame Kommunikationsstandards erarbeitet und umgesetzt. Ebenso wurden Gesundheitsprogramme für spezielle Erkrankungen aufgelegt, um sowohl das Selbstmanagement des Patienten zu fördern, als auch die Behandlung sektorübergreifend bestmöglich zu gewährleisten (Busse, Schreyögg & Stargardt, 2017). Hierauf wird in Kapitel 3.1 näher eingegangen. Abschließend wurde die Prävention von Krankheit und Verletzung im Kinzigtal auf ein anderes Niveau gehoben. Hierbei wurden diverse präventive Angebote erstellt und auch eine Zusammenarbeit mit Unternehmen zur betrieblichen Gesundheitsförderung etabliert (Busse, Schreyögg & Stargardt, 2017). Somit sollen vier zentrale Probleme der heutigen Gesundheitsversorgung begegnet werden. Eine auf Sektorgrenzen beschränkte Versorgungsverantwortung durch finanzielle Interessen, eine Leistungsmaximierung auf Grund von Einzelinteressen, ein Medikalisierungsinteresse der Leistungserbringer im Gegensatz zur Unterstützung der Selbstmanagementfähigkeiten der Betroffenen und eine kurzfristig ausgelegte Versorgung, werden als Kernprobleme angesehen (Hildebrandt, Schmitt, Roth & Stunder, 2011).

Nachdem das Konzept zur integrierten Versorgung im Kinzigtal dargestellt wurde, soll nachfolgend, im Vergleich, die klassische Versorgungsstruktur und deren Grenzen beschrieben werden.

2.2 Tradierte Versorgungsstrukturen

Die tradierten Versorgungsstrukturen und Leistungen im Gesundheitsbereich sind in Deutschland historisch gewachsen. Die Absicherung des Krankheitsrisikos über gesetzliche Krankenkassen und die korporatistische Systemausrichtung haben sich hieraus entwickelt. Ebenso bildeten sich im Verlauf Zuständigkeits- und Aufgabenbereiche der Leistungserbringer heraus und wurden gesetzlich verankert (Rosenbrock & Gerlinger, 2014). Weiterhin soll nicht näher auf die historische Entwicklung eingegangen werden, es wird an die angegebene Fachliteratur verwiesen und im Folgenden sollen diese Versorgungsstrukturen dargestellt werden.

Die medizinische Versorgung gliedert sich in Deutschland in verschiedene Bereiche. Zwischen den einzelnen Bereichen herrscht zum Teil ein Defizit beim Informationsaustausch, z. B. über die Krankengeschichte der Patienten. Ebenso können Probleme bei einer fortwährenden, gesundheitsorientierten und disziplinenübergreifenden Behandlung und Zuständigkeitsfragen ausgemacht werden. Hinzu kommen Abstimmungs- und Koordinationsprobleme, wenn der Patient oder die Patientin z. B. den stationären Sektor verlässt und eine Rehabilitation oder weiterführende Behandlung im ambulanten Sektor notwendig ist (Rosenbrock & Gerlinger, 2014). Es wird von einer *„Abschottung des Krankenhauses von der ambulanten, aber auch von der rehabilitativen Versorgung und Pflege"* (Rosenbrock & Gerlinger, 2014, S. 246) gesprochen. Die Koordinationsfunktion des Hausarztes oder der Hausärztin ist stark unterentwickelt und der Leistungsempfänger oder die Leistungsempfängerin wird als passiv gesehen und in die Therapie selten anhand von Informationen, Schulungen und Partizipation eingebunden. Ebenso liegt der Fokus im tradierten System nicht auf einer verstärkten Prävention und Rehabilitation und somit nicht auf einer Maximierung der Salutogenese, sondern auf der Therapie der Pathogenese. Weiterhin ist eine Überversorgung an technisch-apparativer Diagnostik (z. B. Doppeluntersuchungen), auch auf Grund von Defiziten im Informationsnetzwerk, gegeben (Rosenbrock & Gerlinger, 2014). Ein weiterer Aspekt ist die sektorale Finanzierung und die damit einhergehende Aufteilung der Versorgungsverantwortung für einen Patienten oder einer Patientin (Hildebrandt, Schmitt, Roth & Stunder, 2011).

Im Verlauf der letzten Jahrzehnte ist, aufgrund von Gesetzesänderungen, ein Aufweichen der starren Sektorentrennung zwischen ambulantem und stationärem Sektor zu nehmend zu beobachten. Somit ist es für Krankenhäuser unter bestimmten Bedingungen möglich ambulante Leistungen zu erbringen (Rosenbrock & Gerlinger, 2014). Weiterhin sorgt der Gesetzgeber für eine stärkere Vernetzung der Leistungserbringer und weitere Möglichkeiten der intergierten Versorgung. Zudem wird vermehrt die Prävention zur Vermeidung von Krankheiten und Verletzungen gefördert (Rosenbrock & Gerlinger, 2014).

Diese dargestellten Grenzen und Probleme nimmt das Netzwerk „Gesundes Kinzigtal" auf und formulierte nachfolgend beschriebene Ziele, um diese tradierten Versorgungsprobleme zu mindern.

3 Ziele von „Gesundes Kinzigtal"

Die „Gesundes Kinzigtal GmbH" verfolgt drei Kernziele. Zum einen soll die Salutogenese der Kinzigtaler und Kinzigtalerinnen gesteigert und bei Inanspruchnahme von Leistungen die Zufriedenheit der Patientinnen und Patienten erhöht werden, zum anderen soll die Wirtschaftlichkeit der angebotenen Leistungen zukunftsorientiert gesichert werden (Hildebrandt, 2017). Diese Ausrichtung gliedert sich an den Ansatz des Institute for Healthcare Improvement (Schulte, Pimperl, Dittmann, Wendel & Hildebrandt, 2012). Dieses hat, in Notwendigkeit der Lage des Gesundheitssystems in den Vereinigten Staaten von Amerika, diese drei genannten Ziele zur Verbesserung der Leistungsfähigkeit des Gesundheitssystems definiert. (IHI, 2018).

Abbildung 2: Triple Aim „Gesundes Kinzigtal"

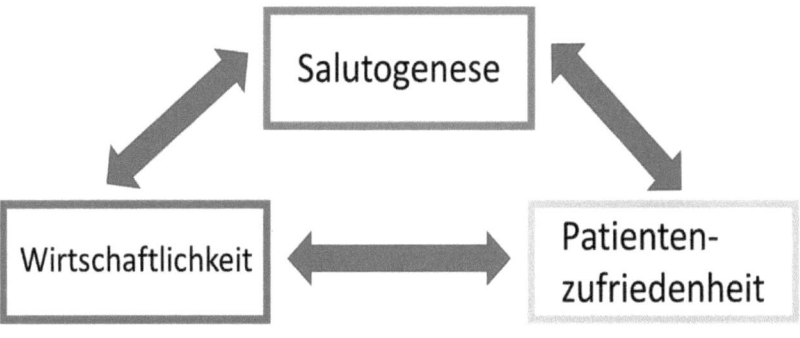

(Quelle: Eigene Darstellung, in Anlehnung an Schulte, Pimperl, Dittmann, Wendel & Hildebrandt, 2012, S. 7)

Nachfolgend werden die einzelnen Ziele näher erläutert und die dafür notwendigen Maßnahmen beschrieben, die durch das Netzwerk „Gesundes Kinzigtal" getätigt werden.

3.1 Salutogenese fördern

Ein Kernziel des „Gesunden Kinzigtals" ist die Förderung der Salutogenese der ansässigen Bevölkerung. Somit soll zum einen die Entstehung von Krankheiten vermindert werden und zum anderen soll bei bestehenden Erkrankungen oder Einschränkungen eine zunehmende Verschlechterung des Gesundheitszustandes der Betroffenen zeitlich verzögert und somit die Lebensqualität langfristig positiv beeinflusst werden (Hildebrandt, 2017).

Beispielhafte Maßnahmen, die für die Bewohner und Bewohnerinnen im Kinzigtal angeboten werden, sind verkürzte Wartezeiten bei psychischen Beschwerden, um eine zeitnahe Intervention zu gewährleisten und eine Chronifizierung der Beschwerden zu vermeiden. Weiterhin ist ein Präventionsprogramm für Osteoporosepatienten und – patientinnen, sowie für kardial Geschädigte bereitgestellt. Dadurch sollen Frakturen bzw. die Mortalität und Krankenhauseinweisungsrate in Folge von Herzinsuffizienz vermindert werden und für die bereits Betroffenen die Lebensqualität gesteigert werden.

Darüber hinaus soll die Schnittstellenproblematik in der Versorgung von Pflegeheimbewohnern und -bewohnerinnen abgebaut, hierdurch Krankenhauseinweisungen reduziert und die Entstehung von gesundheitlichen Krisen vermieden werden (Hildebrandt, 2017). Nachfolgend werden Gesundheits- und Präventionsprogramme und deren Zielgruppe dargestellt.

Tabelle 1: Programme im „Gesunden Kinzigtal"

Programm	Zielgruppe
Starkes Herz	Patienten mit Herzinsuffizienz
Gesundes Gewicht	Patienten mit Übergewicht
Rauchfreies Kinzigtal	Raucher mit Entwöhnungsabsicht
Aktive Gesundheitsförderung im Alter	Ältere Patienten
Psycho akut	Patienten in akuten psychischen Krisen
Starke Muskeln – Feste Knochen	Osteoporosepatienten
Amblyopie	Kinder
Ärzte plus Pflege	Pflegeheimbewohner
Gut verbunden – Wundnetz Kinzigtal	Patienten mit chronischen Wunden
Besser gestimmt – die Depression im Griff	Patienten mit Depression
Starker Rückhalt – Mein gesunder Rücken	Patienten mit wiederkehrenden Rückenschmerzen
Rationale Antibiotikatherapie	Infekte, bei allen Altersgruppen

Im Gleichgewicht – Mein Blutdruck im Griff	Bluthochdruckpatienten
Beweglich bleiben – Rheuma früh-zeitig behandeln	Patienten mit Arthritis
Befreiende Töne – Im Einklang durch Musik	Chronische Schmerzpatienten
TigerKids, PowerKids, ScinceKids	Kinder und Jugendliche
Sozialer Dienst	Mitglieder in sozialen Konfliktsituationen
DMP	Patienten mit DMP-Erkrankungen

(Quelle: Eigene Darstellung, in Anlehnung an Hildebrandt, Schmitt, Roth & Stunder, 2011, S. 588)

Zusammenfassend lässt sich darstellen, dass die Salutogenese durch eine verstärkte Prävention, Netzwerk- und Kommunikationsausbau der Leistungserbringer und einer gesteigerten Patientenpartizipation in der Therapie gesteigert werden soll (Hildebrandt, 2017).

3.2 Patientenzufriedenheit steigern

Eine solche gesteigerte Partizipation von Patienten und Patientinnen soll sich darüber hinaus auch auf eine Verbesserung der Patientenzufriedenheit auswirken (Hildebrandt, 2017). Um eine Mitwirkung der Patienten auf die Versorgung im Kinzigtal zu gewähr-leisten, wird alle zwei Jahre ein Patientenbeirat aus den Reihen der eingeschriebenen Mitglieder gewählt (Hildebrandt et al., 2015). Darüber hinaus sieht das Versorgungs-konzept vor, dass Versicherte sich einen Arzt oder Ärztin ihres Vertrauens aussuchen können. In der Regel handelt es sich hierbei um den Hausarzt oder die Hausärztin (Hildebrandt et al., 2015).

Chronisch Erkrankte und Risikopatienten werden besonders betreut und bei der Ziel-entwicklung und -verwirklichung unterstützt. Die teilnehmenden Ärztinnen und Ärzte sind besonders in der partizipativen Entscheidungsfindung zwischen Patientinnen und Patienten und Ärztinnen und Ärzten geschult, um einen bestmöglichen kooperativen Lösungsansatz der Gesundheitsprobleme zu entwickeln (Hildebrandt et al., 2015).

3.3 Wirtschaftlichkeit sichern

Besondere Auswirkungen auf die Wirtschaftlichkeit verspricht das Finanzierungsmodell im „Gesunden Kinzigtal". Das Modell des Einsparcontractings führt zu einer gemeinsamen Interessenlage der Ärzte und Ärztinnen und der teilnehmenden Krankenkassen. Dies wird durch eine Gewinnaufteilung der Einsparungen erzielt. Hierzu werden die populationsbezogenen Ist-Kosten der Versicherten im „Gesunden Kinzigtal" und die Norm-Kosten (Auszahlungen an die teilnehmenden Krankenkassen aus dem Gesundheitsfond) gegenübergestellt. Der Gewinn wird an die vorgenannten Akteure nach einem festgelegten Schlüssel verteilt. Somit haben sowohl die Krankenkassen, als auch die Gesellschafter der „Gesundes Kinzigtal GmbH" das Streben nach einer Gesunderhaltung der Versicherten, um Folgekosten zu minimieren und stetig effizient zu handeln (Busse, Schreyögg & Stargardt, 2017).

Um die Motivation und Qualität der teilnehmenden Ärzte und Ärztinnen und Psychotherapeuten und -therapeutinnen zu erhöhen, erhalten diese für den gesteigerten Therapieaufwand für Patientinnen und Patienten des Netzwerks „Gesundes Kinzigtal" eine gesteigerte Vergütung und werden in administrativen Fragen und Problemen durch die „Gesundes Kinzigtal GmbH" unterstützt (Hildebrandt, 2017). Weiterhin werden den teilnehmenden Ärztinnen und Ärzten durch zielgerichtete Qualitätssteigernde Maßnahmen Boni gewährt. So zahlt sich u. a. sowohl eine Mitarbeit in Qualitätszirkeln aus, als auch eine Vermeidung von Polypharmazie (Busse, Schreyögg & Stargardt, 2017).

4 Auswirkungen von „Gesundes Kinzigtal"

Um die Auswirkungen der integrierten Versorgung „Gesundes Kinzigtal" messen und überprüfen zu können, wird das Konzept seit dessen Start sowohl intern, als auch extern wissenschaftlich evaluiert. Somit ist eine umfassende Analyse des Systems gewährleistet (Busse, Schreyögg & Stargardt, 2017). Nachfolgend soll dies anhand der selbstgesteckten Ziele dargestellt werden.

4.1 Auswirkungen auf die Salutogenese

Durch die Übernahme der Organisationsverantwortung für alle Versicherte, und nicht nur der eingeschriebenen Mitglieder der teilnehmenden Krankenkassen von „Gesundes Kinzigtal", werden, im Vergleich zu selektiven integrierten Versorgungsverträgen oder zum tradierten System, diverse Vorteile erzielt. Zum einen wird die Managementgesellschaft motiviert möglichst alle Versicherten zur Teilnahme am Programm „Gesundes Kinzigtal" zu mobilisieren, um die Gesundheitsentwicklung möglichst vieler Personen positiv beeinflussen zu können. Zum anderen besteht für die Akteure die Notwendigkeit Randgruppen ein besonderes Augenmerk zu teil werden zu lassen, da dort ein im Verhältnis großes Einsparpotential zu finden ist (z. B. Suchtkranke, Migranten oder sozial Schwache). Weiterhin wird, durch die populationsbezogene Betrachtung und Finanzierung, das Ringen der Krankenkassen und Leistungserbringer um die günstigsten Versicherten unterbunden. Die Gesundentwicklung des Versichertenkollektivs steht im Vordergrund (Busse, Schreyögg & Stargardt, 2017).

Durch die Einführung des Gesundheitscheckup und der Gesundheitszielvereinbarung haben deutlich mehr Mitglieder von „Gesundes Kinzigtal" ihren Lebensstil zu einem gesünderen gewandelt. Dies zeigt das Ergebnis einer Mitgliederbefragung, hier gaben insgesamt 19,7 % der Befragten an einen gesünderen Lebensstil zu führen, seit der Mitgliedschaft im Gesunden Kinzigtal. Darüber hinaus gaben 45,4 % der Befragten, die eine Gesundheitszielvereinbarung mit ihrem Arzt oder Ärztin ihres Vertrauens abgeschlossen hatten, eine positive Lebensstiländerung an (Hildebrandt et al., 2015). Dies spiegeln die von Busse, Schreyögg und Stargardt zusammengefassten Ergebnisse wieder, dass durch die Mitgliedschaft im „Gesunden Kinzigtal" der Lebenswandel der Mitglieder und Mitgliederinnen sich zu einem zunehmend gesünderen und verantwortungsvolleren wandelt (Busse, Schreyögg & Stargardt, 2017).

Darüber hinaus zeigt eine Studie von Hildebrandt et al., dass durch spezielle Präventionsprogramme bei Osteoporose eine signifikante Verbesserung der Salutogenese und damit einer niedrigeren Frakturquote von betroffenen Personen im Kinzigtal (Hildebrandt et al., 2015). Ebenso ist die Antibiotikagabe im zeitlichen Verlauf rückläufig, dies spricht für eine zum einen gesündere Bevölkerung und zum anderen für eine selektive Therapie der verschreibenden Ärzte und Ärztinnen (Hildebrandt, 2017).

Grundsätzlich kann davon ausgegangen werden, dass Teilnehmer an der integrierten Versorgung „Gesundes Kinzigtal" sowohl eine niedrigere Mortalität, als auch signifikant weniger verlorenen Lebensjahre aufzuweisen haben, als eine Vergleichsgruppe, die nach tradierter Versorgungsform am Gesundheitssystem teilnimmt (Schulte et al., 2016). Dies bestätigt auch eine Studie über die Zielerreichung des „Gesunden Kinzigtals" von Schulte et al., hier ist die Überlebenschance eines Mitglieds des Netzwerks bei 98,41 % im Vergleich mit Nichtmitglieder und -mitgliederinnen mit 97,06 % signifikant höher (Schulte, Pimperl, Dittmann, Wendel & Hildebrandt, 2012).

4.2 Auswirkungen auf die Patientenzufriedenheit

Allgemein scheint die Patientenzufriedenheit im Netzwerk „Gesundes Kinzigtal" hoch zu sein. Die Ergebnisse einer Studie von Hildebrandt et al. zeigen, dass 92,1 % der befragten Mitglieder des Netzwerks entweder eine Mitgliedschaft bestimmt oder wahrscheinlich anderen Personen empfehlen würden (Hildebrandt et al., 2015). Ein weiteres Indiz für eine bessere Patientenzufriedenheit für Mitglieder und Mitgliederinnen im Netzwerkt „Gesundes Kinzigtal" ist, dass seltener ein Krankenkassenwechsel, von der AOK Baden-Württemberg zu einer anderen Krankenkasse, im Vergleich zur Nichtmitgliedern und -mitgliederinnen durchgeführt wird. Somit scheint die Akzeptanz des integrierten Versorgungsmodells vorhanden zu sein (Schulte, Pimperl, Dittmann, Wendel & Hildebrandt, 2012). Jedoch bleibt anzumerken, dass, nach einer Studie von Hölzel et al., die Patientenbeteiligung am Gesundheitsprozess nicht signifikant gestiegen ist (Hölzel, Vollmer, Kriston, Siegel & Härter, 2012).

4.3 Auswirkungen auf die Wirtschaftlichkeit

Die Berechnungen der AOK Baden-Württemberg weisen eine Differenz von 4,56 mio Euro zwischen Ist-Kosten und Norm-Kosten für die Versicherten im Kinzigtal aus. Dies bedeutet, dass durch die Maßnahmen der integrierten Versorgung „Gesundes Kinzigtal" 6,6 % an finanziellen Mitteln im Jahr 2012 eingespart werden konnten. Somit konnte auf die 31156 Versicherten eine pro Kopf Einsparung von 146 Euro erzielt werden. Die größten Einsparungen konnten im Bereich der Krankenhauskosten erzielt werden (Hildebrandt et al., 2015). Diese Entwicklung wird durch aktuelle Zahlen belegt, hier zeigen sich bereits Einsparungen in Höhe von 166 Euro pro Versicherten bzw. 7 % Differenz zwischen Ist und Norm-Kosten (EKIV, o. J.). Dies unterstreicht die Studie von Schulte et al., diese zeigt, dass Versicherte nach dem Modell „Gesundes Kinzigtal" eine Einsparung im Jahr von ca. 151 Euro erzielen (Schulte, Pimperl, Dittmann, Wendel & Hildebrandt, 2012).

Somit finanzieren sich die durch „Gesundes Kinzigtal" angebotenen und durchgeführten Präventionsmaßnahmen langfristig von selbst (Hildebrandt et al., 2015).

5 Zusammenfassung/Fazit

Die dargestellten Ergebnisse deuten auf eine positive Zielerreichung des Triple Aim hin (Hildebrandt et al., 2015). Als Konsequenz der komplexen Interventionen und Änderungen am bestehenden Versorgungssystem können Effizienzsteigerungen, eine Verbesserung der Salutogenese und eine Steigerung der Patientenzufriedenheit, somit eine Verbesserung in allen Bereichen des verfolgten Triple Aims beobachtet werden (Busse, Schreyögg & Stargardt, 2017). Bereits 2012 zeigte die Studie von Schulte et al., dass die drei gesteckten Ziele des Netzwerks „Gesundes Kinzigtal" erreicht worden sind. Besonders ist hervorzuheben, dass die wirtschaftliche Effizienz nicht an den Mitgliedern und Mitgliederinnen vom „Gesunden Kinzigtal" gemessen wird, sondern an allen Versicherten der AOK Baden-Württemberg und SVLFG im Versorgungsgebiert Kinzigtal (Schulte, Pimperl, Dittmann, Wendel & Hildebrandt, 2012).

Weiterhin soll erwähnt werden, dass sowohl freizugängliche Gesundheitsvorträge, als auch eine verbesserte Behandlungsweise von Leistungserbringern eine positive Auswirkung auf Nichtmitglieder und -mitgliederinnen des Netzwerks haben. Ebenso scheint ein positiver Qualitäts-Konkurrenzdruck den vorgenannten Effekt zu unterstützen (Schulte, Pimperl, Dittmann, Wendel & Hildebrandt, 2012). Dies wird durch Kennzahlen belegt, die zwischen Leistungspartnern und Nichtleistungspartnern des Netzwerkes „Gesundes Kinzigtal" erhoben worden sind. Diese zeigen, dass Leistungspartner eine niedrigere Krankenhausverweildauer und -einweisungsrate von Patienten, eine höhere Verschreibungsrate von Generika, eine niedrigere Morbidität und eine günstigere Diagnosestellung aufweisen. Somit zeigt sich eine verbesserte Qualität bei niedrigeren Kosten im Netzwerk „Gesundes Kinzigtal" (Busse, Schreyögg & Stargardt, 2017).

Abschließend kann die gestellte Forschungsfrage dahingehend beantwortet werden, dass die gesteckten Ziele durch diese Form der integrierten Versorgung erreicht werden können. Anzumerken bleibt, dass die Datenlage zum Nachweis der Patientenzufriedenheit erweiterungsbedürftig erscheint und dieses Konzept weiterhin langfristig wissenschaftlich begleitet werden sollte, um eine mögliche Nachhaltigkeit sowohl in der Salutogenese der Kinzigtaler und Kinzigtalerinnen, als auch der wirtschaftlichen Zukunftsfähigkeit zu evaluieren.

Das ein Konzept der integrierten Versorgung Vorteile, im Vergleich zum tradierten System, generieren kann, zeigt ebenso die wirtschaftliche Untersuchung des Konzepts zur integrierten Versorgung „Opti MuM". Hier konnten ebenfalls signifikante Kosteneinsparungen erzielt werden (Braun & Greiner, 2010). Interessant könnte eine Vergleichsstudie, über die unterschiedlichen Zielerreichungsgrade, der verschiedenen integrierten Versorgungssystemansätze sein, um den effizientesten und effektivsten Ansatz weiter fördern zu können, mit dem Ziel einer möglichst patientenorientierten, wirtschaftlichen Gesunderhaltung der Bevölkerung.

6 Literaturverzeichnis

Braun, S. & Greiner, W. (2010). Gesundheitsökonomische Evaluation der Integrierten Versorgung „OPTI-MuM". *Das Gesundheitswesen*, 2010 (72), e71-e77.

Busse, R., Schreyögg, J. & Stargardt, T. (Hrsg.) (2017). *Management im Gesundheitswesen: Das Lehrbuch für Studium und Praxis (4. Auflage)*. Berlin: Springer.

Evaluations-Koordinierungsstelle Integrierte Versorgung Gesundes Kinzigtal (EKIV) (Hrsg.) (o. J.). *Das System „Gesundes Kinzigtal"– ein „Leuchtturmprojekt" integrierter Versorgung*. Verfügbar unter: https://www.ekiv.org/integrierte-versorgung-gesundes-kinzigtal/ (10.04.2018).

Hildebrandt, H. (2017). *GESUNDHEIT KENNT KEINE GRENZEN - Jahresbericht 2016 der Gesundes Kinzigtal GmbH*. Verfügbar unter: http://www.gesundes-kinzigtal. de/wp-content/uploads/2017/05/Gesundes-Kinzigtal_Jahresbericht-2016.pdf (09.04 2018).

Hildebrandt, H., Schmitt, G., Roth, M. & Stunder, B. (2011). Integrierte regionale Versorgung in der Praxis: Ein Werkstattbericht aus dem „Gesunden Kinzigtal". *Zeit schrift für Evidenz, Fortbildung und Qualität im Gesundheitswesen* 2011 (105), 585-589.

Hildebrandt, H., Pimperl, A., Schulte, T., Hermann, C., Riedel, H., Schubert, I., Köster, I., Siegel, A. & Wetzel, M. (2015). Triple Aim – Evaluation in der Integrierten Versorgung Gesundes Kinzigtal – Gesundheitszustand, Versorgungserleben und Wirtschaftlichkeit. *Bundesgesundheitsblatt - Gesundheitsforschung – Gesundheitsschutz*, 2015 (58), 383-392.

Hölzel, L. P., Vollmer, M., Kriston, L., Siegel, A. & Härter, M. (2012). Patientenbeteiligung bei medizinischen Entscheidungen in der Integrierten Versorgung Gesun des Kinzigtal: Ergebnisse einer kontrollierten Kohortenstudie. *Bundesgesundheitsblatt – Gesundheitsforschung – Gesundheitsschutz* 2012 (55), 1524-1533.

IHI (Institute for Healtcare Improvement) (Hrsg.) (2018). The IHI Triple Aim. Verfügbar unter: http://www.ihi.org/Engage/Initiatives/TripleAim/Pages/default.aspx (25.04.2018).

KMA online (Hrsg.) (2018). *Rund 600 Kliniken fallen künftig aus der Notfallversorgung heraus*. Verfügbar unter: https://www.kma-online.de/aktuelles/management/detail/rund-600-kliniken-fallen-kuenftig-aus-der-notfallversorgung-heraus-a-37375 (26.04.2018).

Mihm, A. (2018). *Die staatlich regulierte Medizin*. Verfügbar unter: http://www.faz.net/aktuell/wirtschaft/groko-will-mehr-staatseinfluss-im-gesundheitswesen-15439333.html (26.04.2018).

Rosenbrock, R. & Gerlinger, T. (2014). *Gesundheitspolitik – Eine systematische Einführung*. Bern: Huber.

Schulte, T., Pimperl, A., Dittmann, B., Wendel, P & Hildebrandt, H. (2012). *Drei Dimensionen im internen Vergleich: Akzeptanz, Ergebnisqualität und Wirtschaftlichkeit der intergrierten Versorgung Gesundes Kinzigtal*. Verfügbar unter: http://ada.nav-virchowbund.de/uploads/live/aktuelles/dokumente/24/studie_ kinzigtal.pdf (23.04.2018).

Schulte, T., Pimperl, A., Fischer, A., Dittmann, B., Wendel, P & Hildebrandt, H. (2016). Ergebnisqualität Gesundes Kinzigtal – quantifiziert durch Mortalitätskennzahlen. *Das Gesundheitswesen*, 2016 (78), A142.

BEI GRIN MACHT SICH IHR WISSEN BEZAHLT

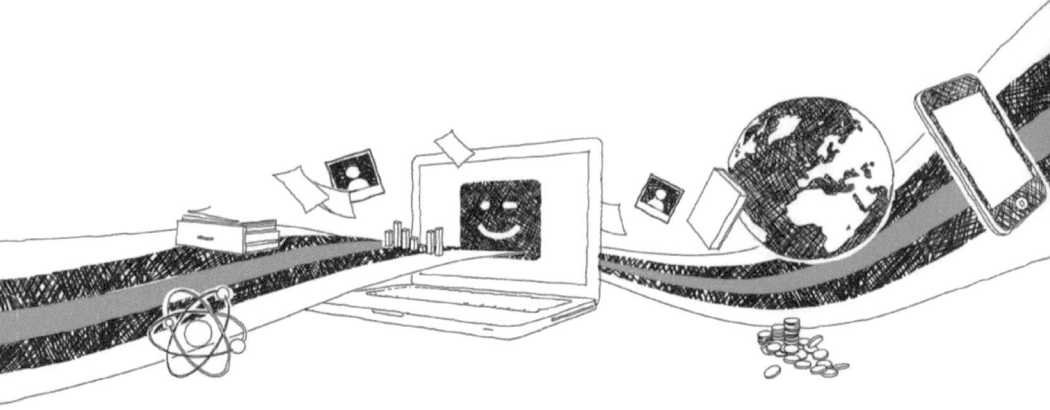

- Wir veröffentlichen Ihre Hausarbeit,
  Bachelor- und Masterarbeit

- Ihr eigenes eBook und Buch -
  weltweit in allen wichtigen Shops

- Verdienen Sie an jedem Verkauf

Jetzt bei www.GRIN.com hochladen
und kostenlos publizieren

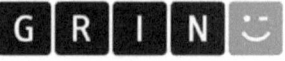